手軽で便利な文献整理

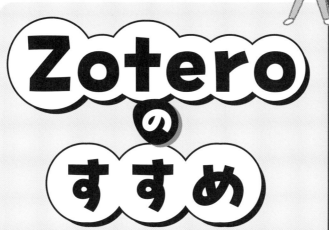

# Zotero の すすめ

岩田健太郎

中外医学社

# はじめに

みなさん、こんにちは。感染症などの医者をやっている岩田健太郎です。本書は文献整理のアプリ、Zoteroを紹介いたします。

文献整理アプリは多々あれど、最後に行き着いたのがこのZoteroでした。使いやすく、壊れにくい。

論文にせよ、書籍にせよ、執筆で大事なのはスピード感とリズム感です。コンピュータがフリーズしてじっと動かないとか、アプリやファイルが壊れてしまって長時間かけてトラブルシューティングとかはとてもイライラします。イライラすると良い論文も、良い本も書けませんよね。

ぼくもかれこれ10年以上Zoteroを使っています。

Wikipedia情報によると、最初のZotero1.0 Betaがリリースされたのが2006年10月5日、Firefoxアドオン（拡張機能）として出されたZotero1.0が2007年10月31日です。リリースしてそれほど時間が経ってないころから、愛用してきたのですね。

それまでにもいろいろな文献整理ソフト、アプリを使ってきました。最初に使ったのは定番のEndnote、それからPapersとかMendeleyとか、いろいろ試してきました。Zoteroに不具合が出てきたときは、ムカついてこうしたアプリに浮気した時もありました。

でも、またすぐにZoteroに戻ってしまう。ぼくの本命はZoteroただ一人。あとのはみんな、ただの遊びだよ（冗談です）。

Zoteroの長所はなんといっても、

**速い**
**簡単**
**無料**

に尽きます。イラチ（せっかち）な医者、研究者にはうってつけなのです。そして、大抵の医者や研究者はイラチなのです。他にもZoteroの特長はいくつもありますが、追々説明します。

Zotero は YouTube の動画などを見てると、「ゾテーロ」と発音するようです。Wikipedia で調べると発音記号は zoʊˈtɛroʊ になります。「テ」にアクセントがあります。日本での「正式な」読み方というのがあるのかは知りませんが、動画とかでは「ゾテロ」（トトロ、みたいな感じで……）と読まれているので、そうなのかな（https://www.youtube.com/watch?v=bJRnZ5Wj7zs）。

やはり Wikipedia 情報ですが、Zotero とはアルバニア語で「極める、使いこなす」という意味の動詞に由来するそうです。過去形とか、複数形になったらどう活用するんだろ、と語学オタクのイワタは要らんことを想像してしまったりします。語学オタクと言っときながら、アルバニア語のことは一つも知りません（笑）。

Zotero はオープンソースのソフトウェアで、Corporation for Digital Scholarship が開発しています（https://www.zotero.org/）。代表は Sean Takats という人で、ルクセンブルク大学の教授です。Corporation for Digital Scholarship は Zotero 以外にも Tropy という研究用の写真アーカイブを作るツールとか、Omeka というウェブ・パブリッシングのプラットフォームなどを提供しているそうです（https://digitalscholar.org/）。

Zotero は Windows、MacOS、Linux と複数の OS に対応しており、対

応言語も英語や日本語など数多くあります。当初はブラウザのFirefox
のアドオンとしてリリースされ、ぼくは最近までFirefoxとともに使っ
ていましたが、Firefoxが使いにくくなったので今はGoogle Chromeで
使っています。他のブラウザ、Safariとかでも併用できます。iOSや
Androidのアプリもあり、スマホやタブレットでも使用できるようです
(https://www.zotero.org/support/mobile)。もっとも、純正版はiOS版
のみで、Android版は複数の方が、個別に作っているようですね。

　もっとも、ぼく自身はスマホで文献管理をすることはありません。執
筆と連動して作業するので、パソコンで使ったほうが便利なのと、なん
といっても老眼でスマホの文字は見づらいからです！　これからのスマ
ホ世代の人達は、スマホで文献管理をするのかもしれませんね。

　では、実際にZoteroを使ってみましょう！

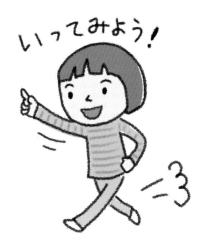

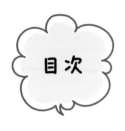

# 目次

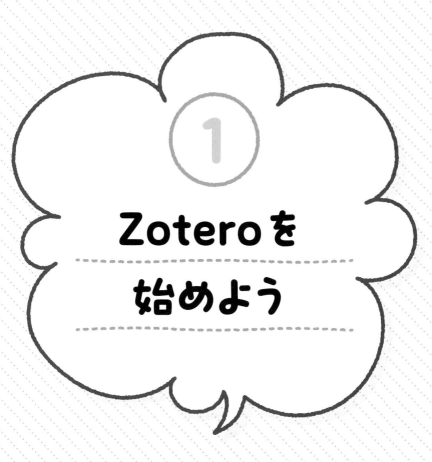

# 1

## Zotero を
## 始めよう

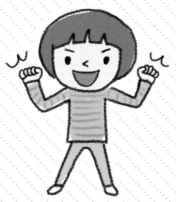

# Zoteroのインストール

　まずは、Zoteroをインストールします。「Zotero」で検索すれば、インストールできるサイトに飛ぶことができます。

　ぼくはMacユーザです。前述のようにブラウザは長らくFirefoxを使っていて、Zotero for Macをダウンロードし、Zotero Connector（ブラウザ用のアドオン）をインストールして使っていました。が、Firefoxが使いづらくなったので最近Google Chromeに乗り換えました。Zoteroの使い方は全く同じです。Zoteroをダウンロードし、Chrome用のZotero Connectorをインストールして使います。

　ブラウザ用のアドオンとアプリとを両方インストールする、というのがキモです。

　ブラウザで探した論文をブラウザ上で操作して取り込み、それをアプリで管理するのです。字で書くと「何のことだか？」な感じですが、あとで実際にやってみますから大丈夫。実はめっちゃ簡単です。

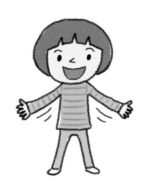

JCOPY 498-10922

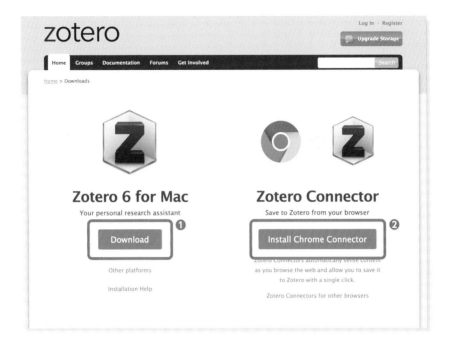

Zotero for Macで Download （❶）をクリックし、ダウンロードした.dmgファイルから、Zotero.appをDrag Here to Installにドラッグして、インストールします。

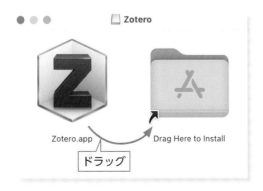

Install Zotero Connector （❷）をクリックし、こちらもインストールします。

　Windows、Linux 32-bit、Linux 64-bitでもそれぞれダウンロード、インストールできます。Windowsの場合は.exeファイルをダウンロードし、これをダブルクリックしてインストールします。

　Linux版のインストールは少し手順が違うようです。以下のURLからダウンロードできるそうですが、ぼくはやったことがありません。

## インストール

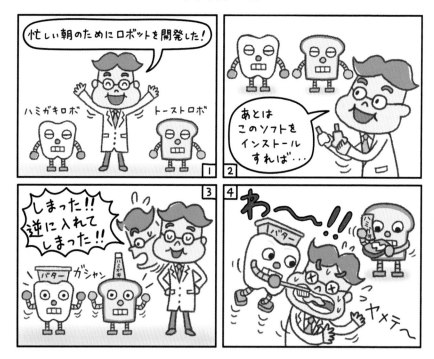

JCOPY 498-10922

**retorquere/zotero-deb**｜Abstract Archives［Internet］．［閲覧2024年3月15日］．Available from：
https://github.com/retorquere/zotero-deb/

　ちなみに、このサイトの紹介もZoteroで保存したサイト情報をドラッグして貼ったものです。Zoteroを使いながらZoteroの解説をしています（笑）。
　さて、ConnectorはFirefox、Google Chrome、Edge、Safariでも使えます。

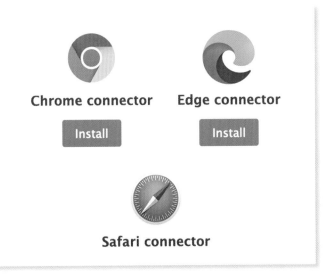

　本書ではMac OSとGoogle Chromeを使った方法でご説明します。Chromeから文献を選択し、Zoteroアプリで文献を管理・活用するという方法です。長らくFirefoxを使っていましたが、基本的な使い方は

いっしょです。おそらく、他のブラウザ、他のOSでも同様のやり方で
OKだと思います。

　さて、Zoteroのウェブサイトから、会員登録しておきましょう。こ
れでクラウド上で文献リストを保存できますし、他のデバイスとも同期
できるようになります。

https://www.zotero.org/user/register/

一回登録しておけば、Usernameかメールアドレス、そしてパスワードを入力すればログインできます。

おすすめポイント

ブラウザ用のアドオンとアプリの両方を
インストールすると便利！

# 早速使ってみる

　では、早速、Zoteroを使ってみましょう。医学系だと、文献検索はどこから始めるのがよいでしょう。そう、PubMedですね！

　では、PubMedに行きましょう。

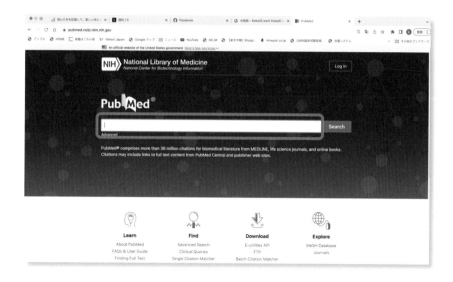

　さあ、何を探しましょうか。例えば、新型コロナウイルス感染でのマスクの効果を調べてみましょう。

| Covid-19, masking |
| --- |

をBest matchで検索したら、こんな画面になりました。

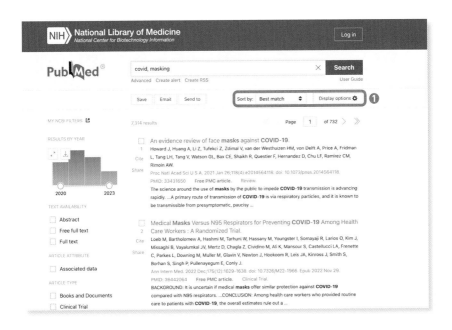

ちなみに、「Best matchってなに？」という方に。

　PubMedの文献検索。従来は新しい論文から順に、上から並べていました。でも、これだと重要な論文とそうでない論文の重み付けがなさ

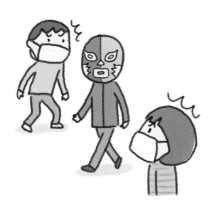

れず、ぼくらはとにかく愚直に新しい論文から下っていき、一所懸命ほしい文献を探すしかありませんでした。

　ところが、PubMedでもAIのアルゴリズムを使って論文に優先順位を付けてくれるようになりました。これが「Best match」です。右上の　Display options　（❶）をクリックすればBest matchを選択できます。

　Sorted byをBest matchにすれば重要な論文から順番に並べてくれるので時間の節約になります。従来どおり新しいものから並べたければ、Most recentに選び直すと古典的なPubMedの並び順になります。

## ベストマッチ

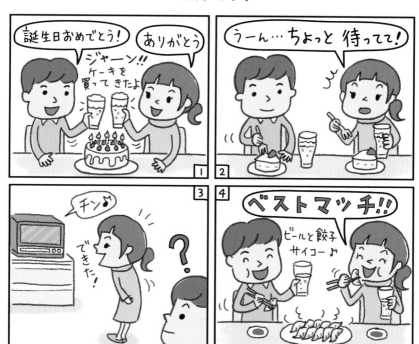

昔はPubMedとGoogle Scholarを使い分けて、PubMedでは徹底的な検索を、アルゴリズムを活用した検索はGoogle Scholarで検索していました。以下の翻訳でその方法を紹介していました。

岩田健太郎（訳）ナラティブとエビデンスの間 -括弧付きの、立ち現れる、条件次第の、文脈依存的な医療　メディカルサイエンス・インターナショナル　https://amzn.asia/d/ahQayjX

　が、現在はPubMedだけで用が足りるようになりました。ものごとはとにかくすごいスピードで進化していきます。

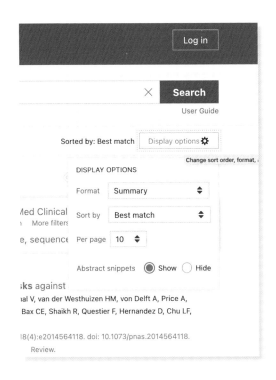

さあ、検索したら、それっぽい文献がトップに出てきました。さすがはPubMedです。

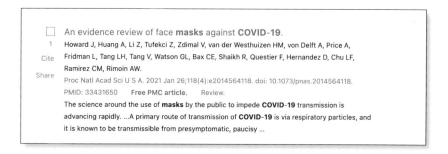

この文献名をクリックすると、論文の抄録（Abstract）が出てきます。

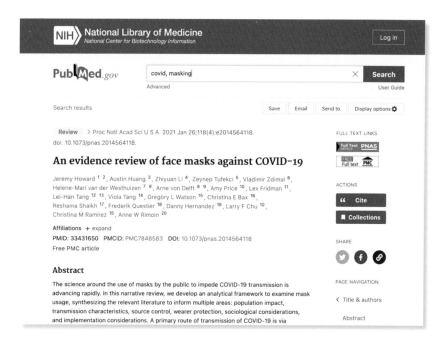

右肩には、論文全部を読める元雑誌へのリンク（PNAS）もあります
し、無料のPMCへのリンクも貼ってあります。どちらからでも元論文
に行くことができます。

　余談ですが、PMCとは米国国立図書館の無料で読める生物医学・生
物化学分野のジャーナルアーカイブです。要するに、PubMedで検索
したもののうち、一部はPMCを使って全文無料で読めるのです。2000
年にPubMed Centralという呼称でサービスがスタートし、2012年に
PMCに変更されました。

**無料論文アーカイブ「PMC」とは？メリットや申請方法を解説** [Internet].
SOUBUN.COM（創文印刷工業）．[cited 2022 Dec 12]. Available from：
https://www.soubun.com/journal/%e7%84%a1%e6%96%99%e8%ab
%96%e6%96%87%e3%82%a2%e3%83%bc%e3%82%ab%e3%82%a4
%e3%83%96%e3%80%8cpmc%e3%80%8d%e3%81%a8%e3%81%af
%ef%bc%9f%e3%83%a1%e3%83%aa%e3%83%83%e3%83%
88%e3%82%84%e7%94%b3%e8%ab%8b/

　ちなみに、この参考サイトもZoteroを使って貼り付けました（笑）。
本当に便利。

　さ、ではZoteroに取り込んでみましょう。方法はチョー簡単。取り
込みたい論文を表示させた状態で右肩にあるジグソーパズルのピースみ
たいなアイコン（❶）をクリックし、Zotero Connectorを選ぶだけで
す。ただし、あらかじめアプリのZoteroを開いておく必要があります。

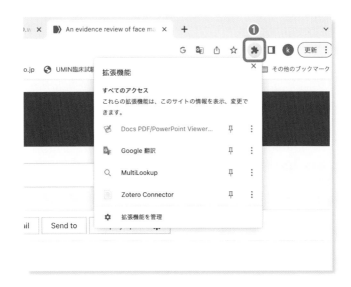

はい、すると、Zotero のほうに文献が入りました！

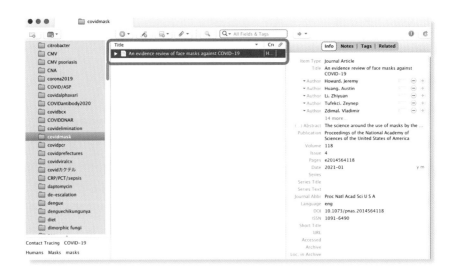

便利ですね。Zoteroに入った文献はダブルクリックするとまたブラウザ上で見ることができます。こんなふうにして、テーマごとに文献を探し、Zoteroに取り込むことで、どんどん関連文献を集めることができます。簡単すぎます！

ご覧のように、文献の右側には文献のタイトル、掲載雑誌、著者などの情報が入っています。こういう情報をメタデータといいます。

右上の文献ボタンをクリックする方法もよいですが、普通にWebページ上で右クリックする方法もあります。

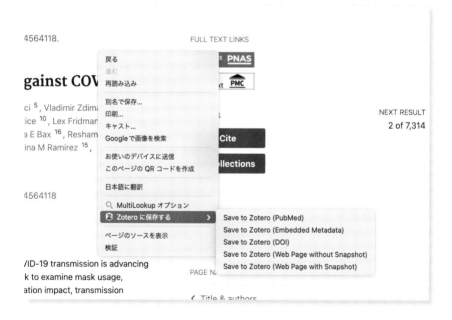

医学文献を保存するときは、素直に「Save to Zotero（PubMed）」というフォーマットで保存すればよいでしょう。もっとも、Embedded Metadataとか、DOIという選択肢もありますし、これらのフォーマットで保存しても特に困りません。

　PDFを直接取り込む方法もあります。もし論文PDFファイルを持っていたら、これを直接Zoteroにドラッグするのです。すると、メタデータと一緒に文献がZoteroに入ります。

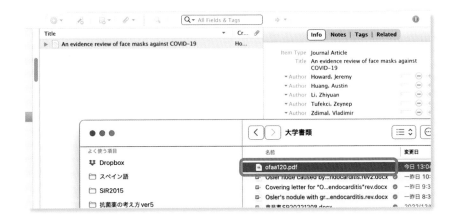

　ここにあるofaa120というPDFをドラッグします。すると、

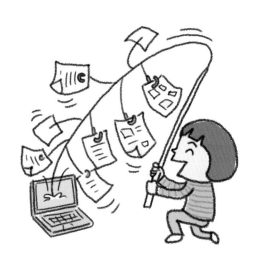

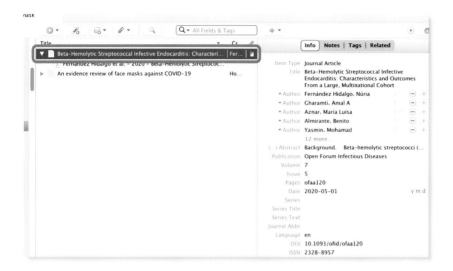

メタデータとともに文献が Zotero に入ります。便利です。

\ おすすめポイント /

PubMed と連携して文献を収集するときに
メタデータも取り込める！

# Zotero ストレージいっぱい問題

　前項でご紹介した、このPDFも一緒に取り込む方法。便利なのですが、ぼくはあまり使っていません。

　Zoteroは300 MBまでは無料なのですが、PDFをぶちこむとストレージ的に不安だからです。本文へのリンクがあれば何度でもそこで読むことができるので、PDFはあまり入れないほうが得策だとぼくは思います。

　Zoteroのウェブサイトに行くと、本稿執筆時点でぼくの使ってるストレージは301 MBといっぱいいっぱいです。うわっ。気づかなかった！　やばいじゃん。2 GBの購入が年間20ドル、無制限な使用だと年間120ドルですって。むむむー。

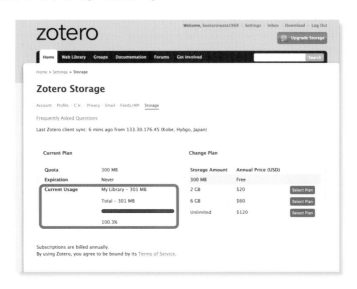

PDFを取り込むと重くなるので、ぼくはPreferences＞Generalで、PDFを自動でくっつけるをオフにしていました。

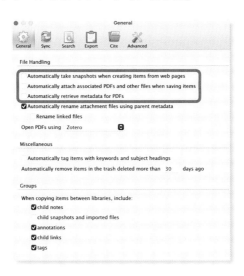

同様に、同期のときも添付ファイルの同期（Sync）をオフにします。

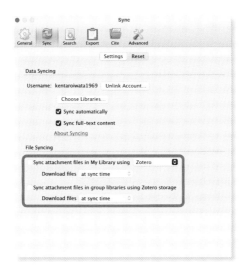

　あと、添付ファイルの保存場所をZoteroサイトではなく、自分の
Dropboxに変更します。こうすることでZoteroのストレージを無駄に
使わなくてすみます。

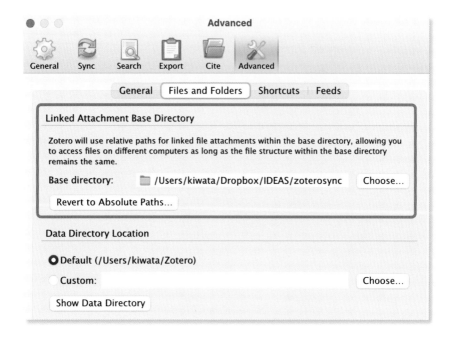

　この方法は、

【令和最新版】文献管理ソフトZoteroのすゝめ｜SD｜note［Internet］.
note（ノート）.［cited 2022 Dec 14］. Available from：
https://note.com/sdeso/n/n013952313c1b

で見つけました。

とはいえ、こういう対策を取る前のPDFなどの添付ファイルが山のようにあって、気づかないうちにストレージいっぱいになってたんですね。やばいやばい。

　すでに入っているPDFを捨てる方法はないものか。調べてみると、PDFなどattachmentを捨てればいいことを知りました。

　これは、 Advanced search を押して、そこから、

Item type, is, Attachment

## 重い荷物

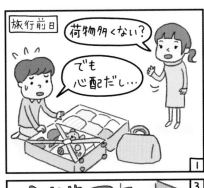
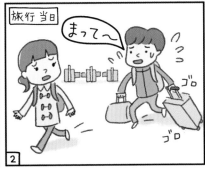
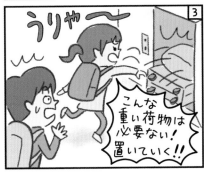
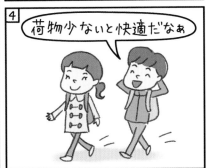

で探し、それをSave Searchにして作ったファイルにまとめ、そこから
ゴミ箱に捨てればいいんです（Advanced Searchについては後述し
ます）。

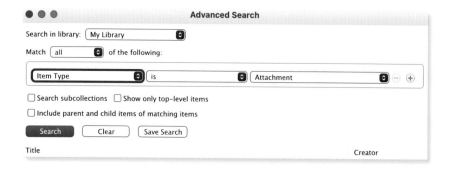

　そしたら、ストレージがらあきになりました！　メタデータだけだと
ほとんど容量を使わないんですね！　便利！　助かった！

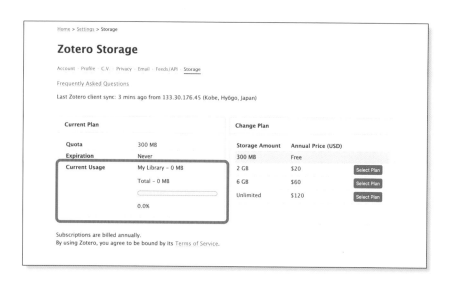

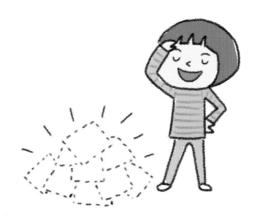

おすすめポイント

文献の添付ファイルは Zotero に取り込まず
メタデータだけにすれば容量を圧迫しない！

# Zoteroは英語で

ときに、ぼくはZoteroを英語で使っています。他のアプリ（例えば RStudio）とかも基本的に英語を使っていて、それはエラーを起こさないためです。ただし、Zoteroは日本語でも使うことができます。左上のZoteroから「Preferences」→「Advanced」に行けば、言語を設定できます。ちょっと、日本語にしてみましょう。

JCOPY 498-10922

実際にはZoteroを英語で使っても、日本語で使っても、それほど使用感は変わらないです。フォルダ名は英語でも日本語でもあるいはその他の言葉でもつけられますし、文献も両方の言葉で出てきます。こんな感じです。

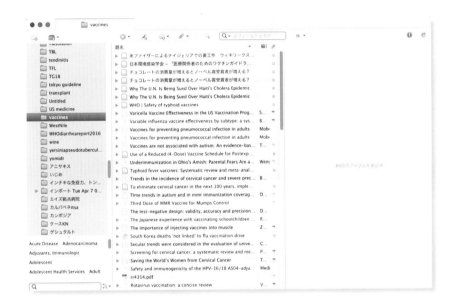

　ただし、引用するときに変に日本語が入ってくることがあります。これが嫌なので、ぼくは普段はデフォルトの言語を英語にしているのです。本書でも、今後は英語版で説明します（なんか、よい克服方法あるのかしら）。

1. Iwata K, Nishimoto T. Persistent bilateral breast pain treated with traditional Kampo medicine. J Gen Fam Med. 2021年11月;22(6):347-9.

ここが日本語になってる

\おすすめ ポイント/

変な日本語になることがあるので、
Zoteroは英語版がおすすめ！

## ネイティブな言葉

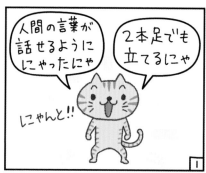

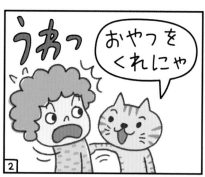

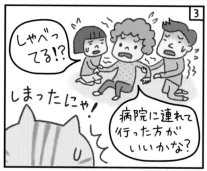

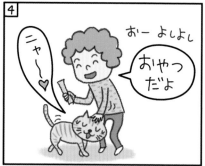

JCOPY 498-10922

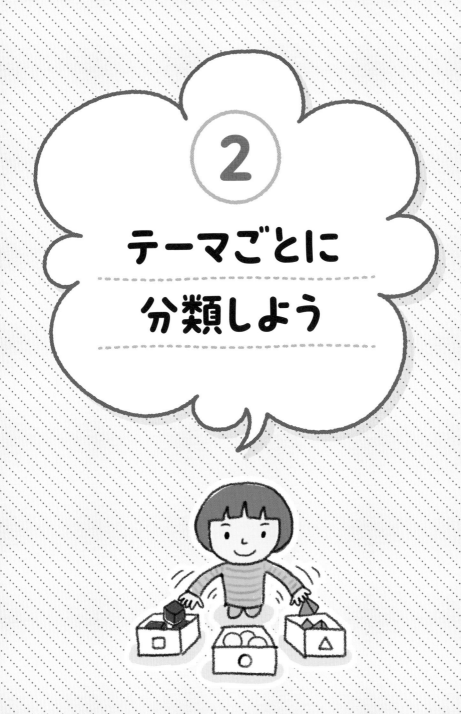

# 初めからあるフォルダ

　さて、新しいテーマに取り組みたくなったら、自分でフォルダを新たに作ります。それは左上のフォルダマーク（❶）

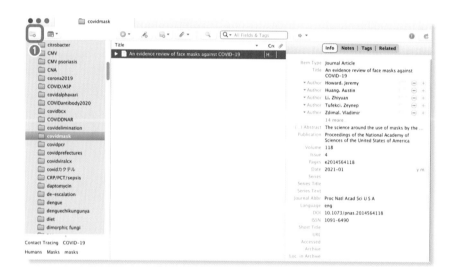

をクリックすれば作ることができます。新しいフォルダ名を入れればできあがりです。

　Zoteroのフォルダは大きな「マイ・ライブラリ（My Library）」があり、その下部構造として任意のフォルダを作ることができるのです。

　フォルダの中に新しいサブフォルダを作ることもできます。これはフォルダの中でさっきのボタンをクリックすればできます。ま、ややこしいのでぼくはこの機能は使っていません。

## 自分の論文

また、デフォルトで「私の出版物（My Publications）」（❷）というのがついています。ここには自分の出した論文をドラッグできるわけですが、まあ、結局は手作業でやらねばなりません。将来は自動的にここに自分の出した論文が吸い出されるようになるといいなあ、なんて思っています。なお、「私の出版物」はZoteroのクラウドと同期できますし、希望があればパブリックドメインとしてウェブ上に公表もできるそうです（やってみようかな、とは思っています）。

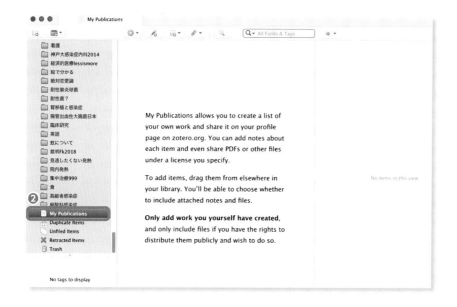

## 重複しているもの

「私の出版物」の下には「重複アイテム（Duplicate Items）」があり、ここでは重複して集めた同じ論文がリスト化されます。ぼくはアホなので、同じ論文を異なるフォルダに何度も何度も取り込んでいます。まえ

に取り込んだのを忘れているのですね。なので、重複ファイル、めっちゃ多い（笑）。これを機に、どんどん整理しよう！　重複アイテムを選んで「統合」することができるのです（❸）。整理整頓、大事ですね。

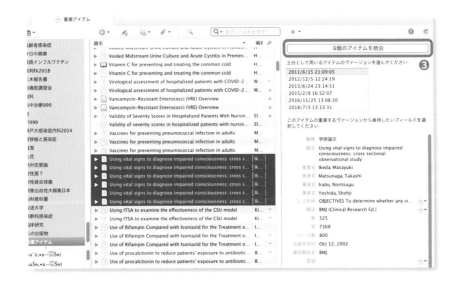

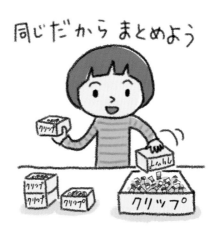

撤回論文

　Zoteroでは不正などで撤回された論文もリスト化されています〔「取り消し済みのアイテム（Retracted Items）」〕。これは結構重要で、自分が書籍や論文で引用した論文が実は捏造論文だった、なんてときに役に立ちます。捏造論文を引用するなんて、ちょっとアカンですからね。しかし、撤回（retracted）された論文、COVID-19関係が多いなあ。右側には撤回論文の詳細が載っています。

## 撤回したい

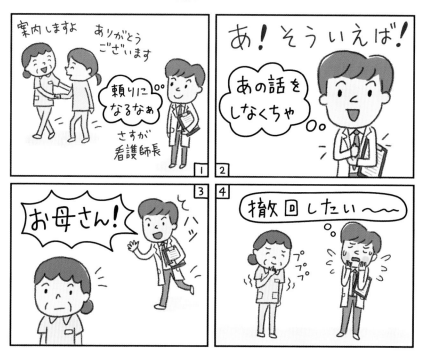

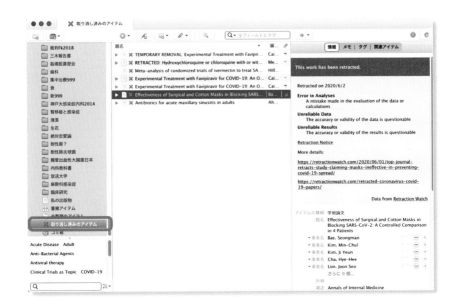

## 未整理の論文

　「未整理のアイテム（Unfiled Items）」には、どのフォルダにも入っていない論文がリストされています。とりあえず、読みたい、けどどのカテゴリーに入れるか決めてない、みたいな論文です。結構、こういう論文もあります。これは「マイ・ライブラリ」に行けば入っていますし、上にある検索を使っても探すことができます。❶が検索できるところです。

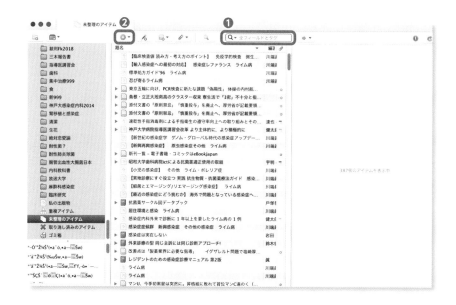

　ちなみに、検索領域の左にある緑のボタン（❷）は手入力で新しい情報を入れるときに使います。ぼくはこうした機能は普段、ほとんど使いません。論文情報を昔ながらの手入力じゃあ、Zoteroの長所をスポイルしてしまいますから。

＼ おすすめ ポイント ／

**自分の用途や論文の状態に応じて
まとめて保管できる！**

# 整理するための機能

## Advanced Search

　PDFファイルを捨てるときに使った、Advanced Searchについて説明しましょう。これはZoteroの真ん中あたりにある虫眼鏡（❶）をクリックします。

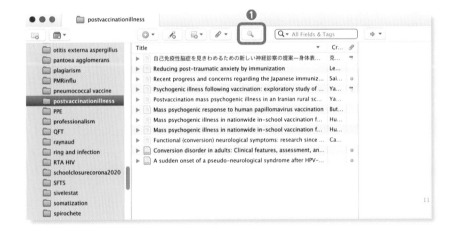

　すると、こんな画面が出てきます。

JCOPY 498-10922

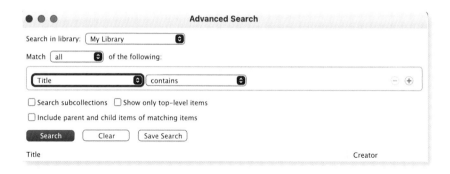

　これを使って、何が、何して、何とやら……じゃないですけど、3つ
の条件を選んで検索できます（❷）。例えば、

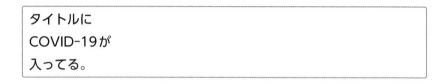

だったら、

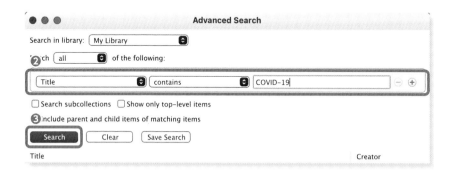

こんな感じ。 Search （❸） を押すと、たーくさん出てきました。こ
の4年間でたくさん論文を読んだ証です（まじで）。

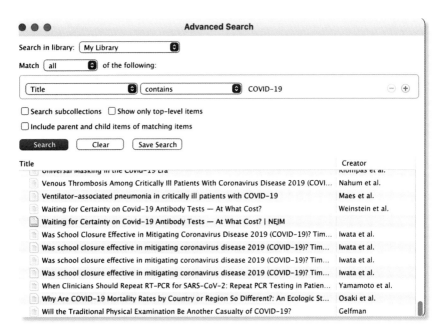

その隣（❶）はISBNやDOI、PMIDなどの文献番号から論文を検索するときに使います。その隣（❷）はメモを、さらにその隣のクリップ（❸）はURLへのリンクを追加するときに使います。

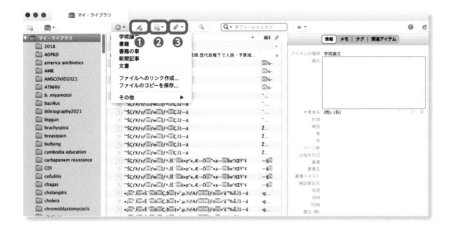

JCOPY 498-10922

ちなみにですが、ISBNとはInternational Standard Book Numberのことで、書籍のID番号です。例えば、ぼくの書いた世紀のベストセラー（笑）、「抗菌薬の考え方、使い方ver.5」は、ISBN-10が4498117182、ISBN-13が978-4498117181です（https://amzn.asia/d/hErk2tv）。

　ISBNにも10と13があって、昔使っていたのが10、新しいのが13です。が、ISBN-10でしか調べられない書店があるから、どちらも併用してるんですって。ややこしいですね。

　DOIはdigital object identifierのことで、ウェブ上の電子文献に対して付けられるID番号です。DOI財団というのがあって（まじで）、DOIの前半はDOI財団がつける番号、後半はジャーナルがつける番号なのだそうです。例えば、ぼくらが書いた論文、

Doi A, Iwata K, Nakamura T, Oh K, Isome K, Hasegawa K, et al. Clinical outcomes of COVID-19 caused by the Alpha variant compared with one by wild type in Kobe, Japan. A multi-center nested case-control study. J Infect Chemother. 2022 Dec;S1341-321X(22)00321-X.

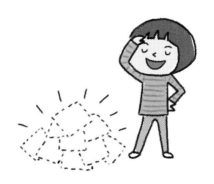

のDOIはdoi：10.1016/j.jiac.2022.11.014. でして、10.1016がDOI財団が付けた番号、j.jiac.2022.11.014. が、ジャーナルが付けた番号です。ぼくはDOIをほとんど使いませんが、たまに論文検索とかで使用します。ちなみに、DOI番号を使って論文のサイトに行きたいときは、

> https://doi.org/（DOIコード）

を入力すればよいそうです。

**DOIって何？**
https://www.chem-station.com/blog/2008/07/-doi.html

　PMIDはPubMedに載ってる論文のID番号です。最近は医学雑誌でこのPMIDを使った文献リストを使うことも増えてきました。さっき引用した論文のPMIDは36494058です。8桁だからDOIよりも簡単で、便利ですよね。

## タグ機能

　Zoteroで取り込んだ文献情報には「タグ」という選択肢があります。ここを選び、文献に関係したキーワードを入れます。例えば、「sepsis」みたいな。これはいわば、論文のキーワードです。

　そうすると、右下のスペースにsepsisと入れると、タグでsepsisと入れた論文が全部選択できます。この機能もぼくはあまり使いません。

## 同期（Sync）

　さて、ZoteroはSyncボタンを使って同期させることもできます。これがめっちゃ便利です。右肩のこれ（❹）なんですけど、

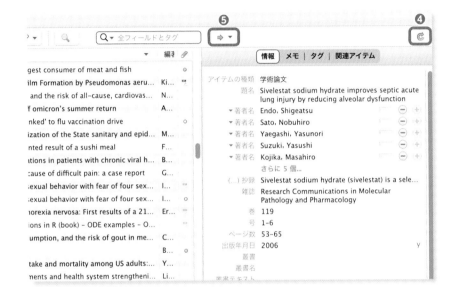

ここを押すとクラウド上のデータベースと同期してくれます。

　ぼくはオフィスにデスクトップのMac、自宅や移動先ではMacbook Airを使っています。Zoteroのデータベースを同期させているので、執筆中の書籍や論文に、家や移動先でも引き続き、同じ環境で取り組むことができます。

　ただし、Syncを使うためにはZoteroのアカウントを作る必要があります。これは環境設定の「同期」のところでユーザ名とパスワードを設定しなければなりません。この話はすでにしましたね（6ページ）。

　ちなみに、検索フィールドの隣りにある右を向いた矢印（❺）から、図書館などに当該論文がないかどうかを検索することができます。

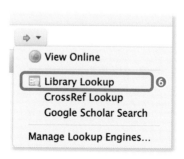

## 同期で快適

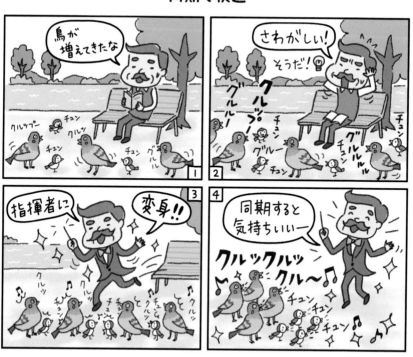

JCOPY 498-10922

このLibrary Lookup（❻）を選ぶと、設定のAdvancedからResolverを選ぶように促されます。しかし、ここで地域を選んでもAsiaではChinaしかなく、北京大学などの図書館を検索できるのみ。日本の大学は使えません。まあ、そもそも近年の日本の図書館は予算不足やらインフレやら円安やらで、所蔵する雑誌や書籍がどんどん削られてて、神戸大学の図書館でも文献を見つけるのが困難になっています。なーんかなー。日本の学術ってだんだん中国に離されちゃってますよね！

＼ おすすめポイント ／

集めた論文を様々な条件で検索したり、
オフィスと自宅で同じ環境で作業できる！

# 発展的な機能

## グループ

　ぼくはZoteroを個人で使ってますが、グループを作って文献を共有することもできます。左肩のボタンを押して新規のグループを作ります。

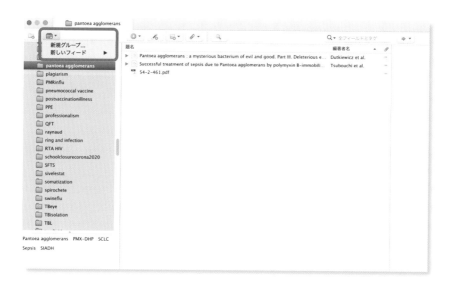

　グループの作り方、使い方はZoteroが動画で教えてくれています。これも便利なようです（使ってないけど）。

https://www.zotero.org/groups/

JCOPY 498-10922

このサイトにログインしてからZoteroの問題解決グループに入ることもできます。Zoteroの解説書は英語でもとても少ないのですが、数少ない解説書を書いている、Donna Cox Bakerさんが作っているグループ、Baker's Z Solutionです。上記から、 Search for Groups をクリックし、Baker'sで検索すれば見つかります。

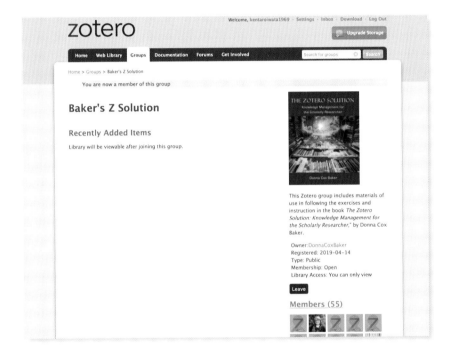

　グループに加わってからZoteroを再起動すると、Baker's Z Solutionのライブラリが現れます。ここにサンプルデータがあるので、「へー、こんなのも取り込めるんだー」と参考にすることができます。

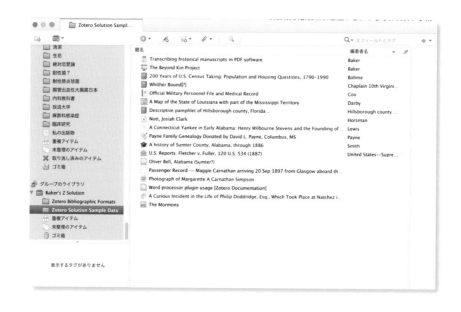

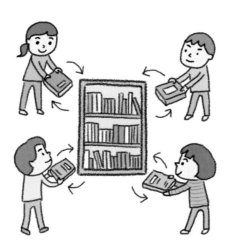

## 何でも取り込める

　Zoteroが取り込むことができるのはPubMedの論文だけではありません。Webページ、ブログ、書籍、新聞記事、動画など、様々な情報を取り込むことができます。やることは全く同じです。

　例えば、新聞記事を取り込みたいときは、その記事のサイトに行きます。

　例として、「新聞記事例」というフォルダを作ります。Zoteroアプリは起動している必要があるのでしたね。

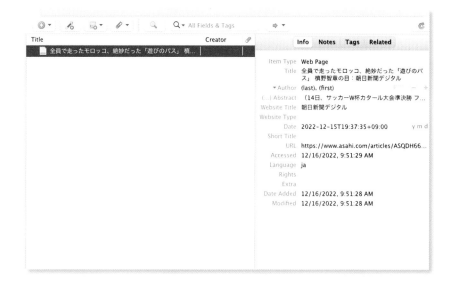

　こんな感じで、記事のタイトル、URL、メタデータが入ってきます。まあ、新聞記事とかは一定の時間が経つと削除されてしまうので、Zoteroに入れておく意味が小さい場合もあるのですが、書籍を書いたりするときは便利です。

　同じように、YouTubeの動画とかも取り込めます。これも便利です
ね。YouTubeはZoteroのTutorialがたくさんあってとても役に立ちま
す。日本語のは少ないですけど。動画のアイコンがDVDっぽいです
（なんで？）。

## 何でも入れちゃう

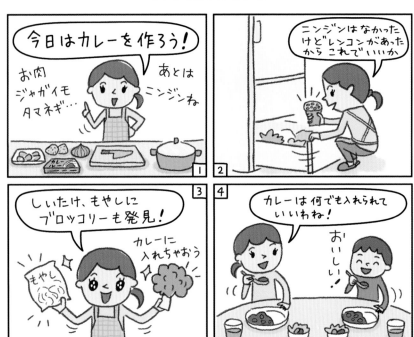

JCOPY 498-10922

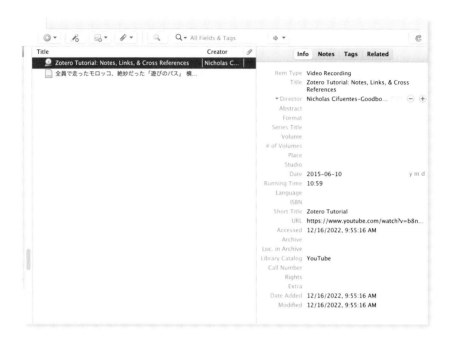

おすすめポイント

論文だけでなく、Webページなども
取り込めるので一括管理できる！

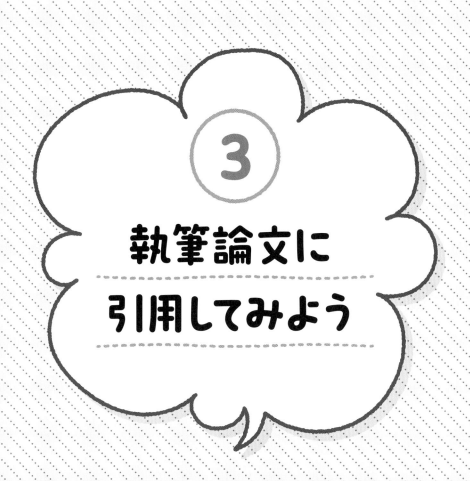

# ③ 執筆論文に引用してみよう

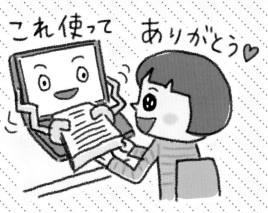

これ使って　ありがとう♡

# 引用の基本的な操作

　さて、実際にZoteroを活用しながら論文を書いてみましょう。

　論文を書くときは、ぼくはマイクロソフト社のWordを使っています。Zoteroをインストールした際に、WordにはすでにZoteroの機能が組み込まれています。実際にぼくが書いた論文のWordファイルを見てみましょう。ありますね！

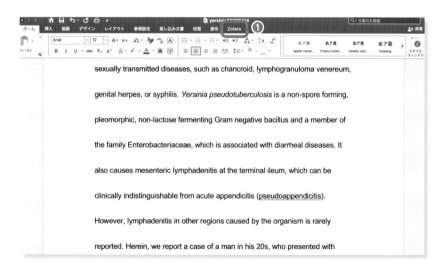

　右上にZotero（❶）と書いてあります。このタブを選んでから挿入したい部位にカーソルを入れて Add/Edit Citation ボタン（❷）を押します。そうすると、書式が選択できるようになります。医学雑誌の場合はVancouverを使うことが多いので、さしあたり、これを選択しましょう（❸）。

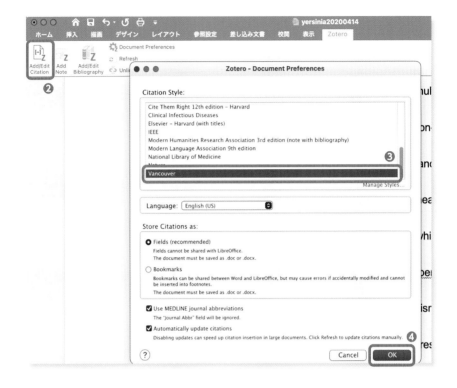

　なお、WordにZoteroが出てこない場合は、Zotero > Preference > Cite > Word ProcessorsからThe Microsoft Word add-inをインストールします。

　OK（❹）を押すと、Zoteroから文献を選ばせてくれます。ここに例えばさっきのマスクの論文のタイトルをタイプすると、この文献を選択できます（❺）。選択すると、文献番号とともに当該箇所に文献番号が入ります。

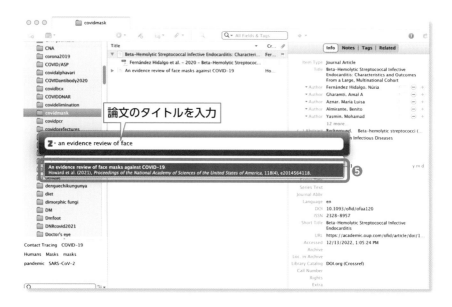

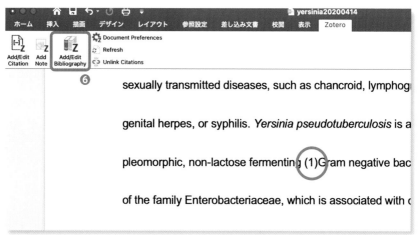

　ほら、文献番号、(1) が入りましたね！　更に文献リストを付けたいときは、Add/Edit Bibliography （❻）を押します。

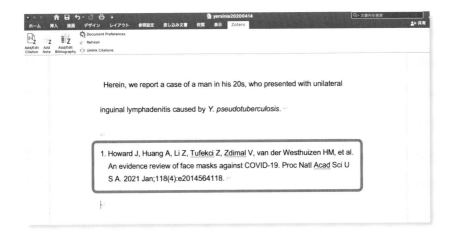

　入りました！（これは練習なのでデタラメなところに入れています
が）。

　同じやり方で、別の場所にもう一つ文献を入れてみました。すると、
文献番号は自動的に2となります。

1. Howard J, Huang A, Li Z, Tufekci Z, Zdimal V, van der Westhuizen HM, et al. An evidence review of face masks against COVID-19. Proc Natl Acad Sci U S A. 2021 Jan;118(4):e2014564118.

2. Fernández Hidalgo N, Gharamti AA, Aznar ML, Almirante B, Yasmin M, Fortes CQ, et al. Beta-Hemolytic Streptococcal Infective Endocarditis: Characteristics and Outcomes From a Large, Multinational Cohort. Open Forum Infect Dis. 2020 May 1;7(5):ofaa120.

で、この文章の前後を入れ替えて、 Refresh ボタン（❼）を押すと、文献リストの番号、論文本文中の番号も自動的に入れ替わります。おお、楽ちんだ。

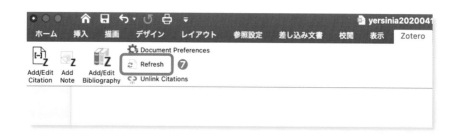

前後が入れ替わりました♡

Zoteroによると、Wordだけでなく、LibreOfficeやGoogle Docsでも同様の作業はできるそうです。

ちなみに、普通に論文を本文中に紹介したくなることもありますよね。これは文献をそのままWordにドラッグすることでできます。こんなふうに。

1.

Iwata K, Doi A, Ohji G, Oka H, Oba Y, Takimoto K, et al. Effect of neutrophil elastase inhibitor（sivelestat sodium）in the treatment of acute lung injury（ALI）and acute respiratory distress syndrome（ARDS）: a systematic review and meta-analysis. Intern Med. 2010;49（22）:2423-32.

　なんか、番号が変なところに付いてる（右揃えになってしまう）のでそこは直さねばならぬのですが、これはこれでまあ、便利です。簡単だし。なぜ、ドラッグすると番号が右揃えになっちゃうのか。これ、Zotero Forumsでも議論されてますが、よい答えはないようです。むー。Wordで「左寄せ」にすることで直します。面倒くさい、ここ。

**Zotero Forums**

https://forums.zotero.org/discussion/96384/align-right-and-line-break-issue-for-quickcopy

＼ おすすめポイント ／

　文献リストの番号も、本文中の番号も
　Zotero が修正してくれる！

# 引用スタイルを設定する

　そうそう、忘れてましたが引用スタイルはあらかじめ設定しておかねばなりません。臨床医学系だとVancouver方式を採用している医学誌がほとんどなので、ぼくはこれをデフォルトにしています。Preference＞CiteからVancouverを選びます。

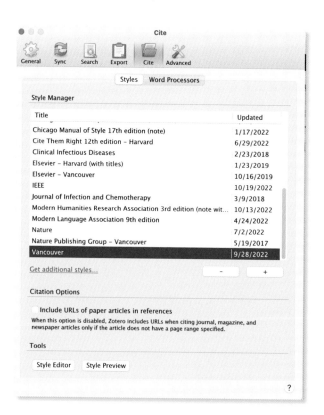

JCOPY 498-10922

あと、WordのZoteroもDocument PreferencesでVancouverを選んでおきます。

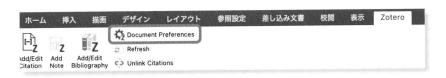

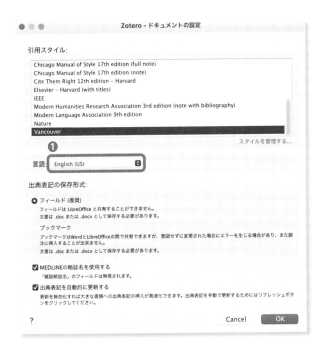

医学誌は独特の略語を使いますから、「MEDLINEの略誌名を使用する」をチェックしておきます。また、言語はEnglish（US）にしておくとよいでしょう（❶）。UKにする場合もあるかもしれませんが。日本語のままだと、

> 1. Augustynowicz-KopećE, Siemion-Szcześniak I, Zabost A, Wyrostkiewicz D, Filipczak D, Oniszh K, ほか. Interferon Gamma Release Assays in Patients with Respiratory Isolates of Non-Tuberculous Mycobacteria-a Preliminary Study. Pol J Microbiol. 2019年;68(1):15-9.

みたいに、微妙に日本語が入っちゃって残念になります。English（US）にすれば以下の通り。

> 1. Augustynowicz-KopećE, Siemion-Szcześniak I, Zabost A, Wyrostkiewicz D, Filipczak D, Oniszh K, et al. Interferon Gamma Release Assays in Patients with Respiratory Isolates of Non-Tuberculous Mycobacteria-a Preliminary Study. Pol J Microbiol. 2019;68(1):15-9.

Preference＞Exportに行けば、ドラッグしたときの引用スタイルも設定できます。

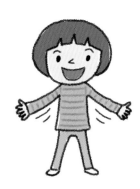

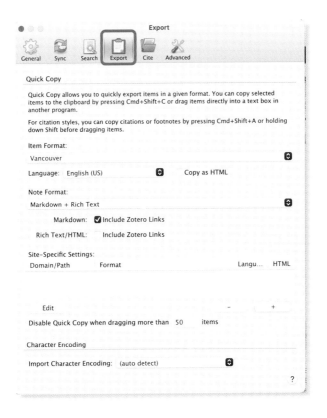

　ここでも Vancouver、English（US）にしておきます。文献のドラッグは、特に書籍を執筆しているときは便利です。

　ときに、デフォルトで入っている Vancouver だと、ちょっと邪魔なものが入ってしまいます。

2019;68(1):15-9

の、「(1)」です。多くのジャーナルではこれは不要なので、いちいち削除しなければならず、面倒です。また、

> 2.　Iwata K, Nishimoto T. Persistent bilateral breast pain treated with traditional Kampo medicine. J Gen Fam Med. 2021 Nov;22(6):347-9.

みたいに、「Nov;22」がじゃまになったりします。そこで、「環境設定」→「引用」から 他の引用スタイルを入手する をクリックし、Nature Publishing Group Vancouverを選びます。すると、

> 1.　Augustynowicz-KopećE, Siemion-Szcześniak I, Zabost A, Wyrostkiewicz D, Filipczak D, Oniszh K *et al*. Interferon Gamma Release Assays in Patients with Respiratory Isolates of Non-Tuberculous Mycobacteria-a Preliminary Study. *Pol J Microbiol* 2019;**68**:15-19.

が、得られます。これだと多くの医学誌のフォーマットにぴったりです。

　デフォルトはこれでいいのですが、投稿する雑誌ごとに設定し直すという手もあります。たいていの医学雑誌の引用スタイルは同じ方法で入手できます。ぼくらの領域だと、Clinical Infectious Diseasesとか、Journal of Infection and Chemotherapyとか、比較的マイナーなジャーナルでも対応しているようです。

同じVancouverでも著者名が3人までなのか、6人までなのかとか、細かい違いはあるので、こういうのが気になる場合は目指すジャーナルに完全にフォーマットを合わせたほうがよいでしょう。

　自分の投稿したい雑誌のスタイルを検索し、入れてしまえばよいのですね。

## スタイルを決めておく

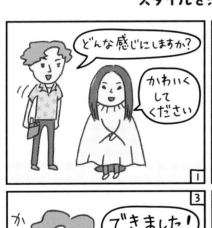
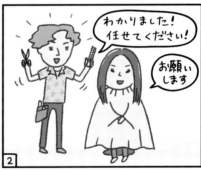
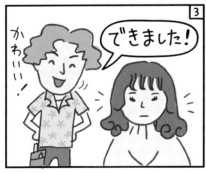
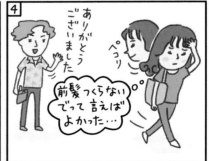

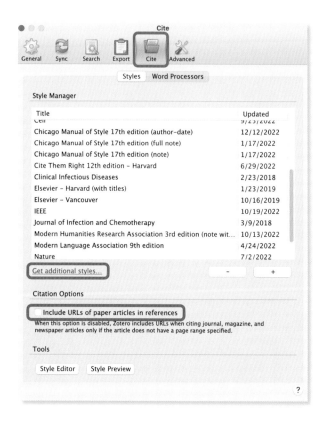

なお、Zoteroでは複数の文献を同時に引用することも可能です。

＼ おすすめポイント ／

文献のスタイルを投稿先の雑誌に
合わせて設定できる！

# 文献管理の方法

## かつてのぼくの文献管理

　医学生時代はほとんど論文を読んでいなかったのですが（ダメだね！）、そのときの文献管理は野口悠紀雄が当時提唱していた『「超」整理法』に基づいていました。

　当時はですね、一応インターネットはあったのですがまだコンテンツが不十分で、しかもめちゃくちゃ遅かったので実用的ではありませんでした。なので、現在のように論文をネットで探してダウンロード、なんてことはできませんでした。

　そこで、基本的には図書館です。図書館で、「インデックス・メディクス」という索引本で論文を探し、探し、探し……見つからない。ようやく探して、図書館で雑誌と論文を見つけて、コピーですよ。なければ司書さんに頼んで取り寄せてもらいます。

　こうしてコピーした論文は、使い古しの封筒に入れておきます。封筒に分類用の名前をつけます。「高血圧」とか、「身体診察」とか。

　で、それを本棚に縦に並べとくんです。ただ、それだけ。

　ただし、最後に使った封筒は一番右においておきます。要するに、最後に使った文献ほど右に。古い文献ほど左に集まっていきます。これが野口の『「超」整理法』です。当時はこの本、爆発的に売れました（笑）。

立花岳志. 野口悠紀雄氏の「「超」整理法」を読んで「押し出しファイリング」を始めてみた！[Internet]. No Second Life. 2012 [cited 2022 Dec 15]. Available from：
https://www.ttcbn.net/books/20297

　頻回に参照する文献と、ほとんど見直すことのない文献はあるものです。きちんと分類しようとすると疲れますし、結局、「あの文献、どこやったっけ」となります。

　で、沖縄県立中部病院で研修医やってた頃までは、こうやって泥臭い文献管理をしていました。

　沖縄に来て、文献検索は、泥臭いインデックス・メディクスから、MEDLINEの入ったCD-ROMに進化しました。進化した、といっても、ジージコジージコCDから検索して、そこになければ別のCDに入れ直して、と今から考えると実に牧歌的な検索方法でしたが。

　でも、こうやって電子的に探した文献も、結局は手でメモして、図書館でコピーするか、司書さんに取り寄せてもらう。結局は手作業と紙が頼りとなります。そして『「超」整理法』です（笑）。

　1998年に米国に行って、封筒は上から吊り下げるファイリングキャビネットに変わりました。キャビネットに入れておくと取り出しやすいからです。

　でも、やはり置き方はおなじ。新しいものは手前に、古いものは奥に、になっただけです。原理、原則は『「超」整理法』のままです。

　このころからPubMedが便利になってきて、飛躍的にたくさんの論文にアクセスできるようになりました。とはいえ、多くの論文はネットで全文は読めず、結局図書館に行ってコピー、でしたが（笑）。

2004年に帰国し、亀田総合病院に勤務するようになった頃から、ようやくコンピュータの性能やネットのスピードが実用に足るものになってきました。ぼくはここでMacbook proを買いました［少し、収入が増えたのでよいパソコンが買えるようになったのもこの頃です（笑）］。

　ネット上でも、PDFで全文が読める論文も増えてきました。まだまだ有料の論文も多かったのですが、これも気にせずに買ってしまい、PDFをダウンロードするようになりました。収入が増えたのもありますが（笑）、このころから臨床研究にも一所懸命に取り組むようになったので、必要な論文を読み惜しみしなくなったからです。

　また、このころからぼくは文献管理ソフトにEndNoteを使うようになり、文献の管理や論文執筆に活用するようになりました。

　が、やがて「使いにくい」と他の方法を模索するようになりました。EndNoteは重たくて、動きが緩慢になったからです（最近は使っていないので、今のEndNoteがどんな感じで動くのかは存じません）。

　で、EndNoteからMac特有の美しい動きが特長だったPapersにハマり、さらに無料なことでZoteroと双璧といわれる（？）、Mendeleyを試してみて、現在のZoteroに至った次第です。

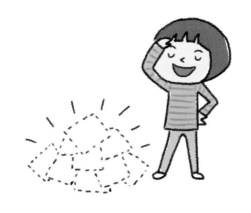

　別にEndNoteやPapers、Mendeleyがダメ、と言っているわけじゃないですよ。本書はあくまでもZoteroの使い方をご説明する本でして、他のアプリとの優劣を吟味するものではありません。確かに、こうしたアプリも色々試してきて、そして結果的にZoteroに落ち着くわけなんですけど、アプリの優劣を吟味するならば「今、ここ」のアプリを同時並行的に使って比較しないといけませんものね。例えば、Papersはぼくが使ってた当時はMac専用でWindows版がありませんでした。でも、ネットで調べると今はWindowsでも使えるようです。

Download Center. Available at：https://www.papersapp.
com/download/. 閲覧日2024年3月15日

　そういえば、Zoteroもちょっと前まではスマホで使えないのが欠点、とか言われていましたが、現在はスマホ版もリリースされています。「欠点」とされるものがすぐに克服されるのが、この手のテクノロジー系の常だとぼくは思います。

　試しにPapers、ひっさしぶりにインストールしてみましたが、レイアウトが当時と全然違っててびっくりしました。おそらく使い勝手も、ぼくが使ってた当時とは全然違うのではないでしょうか。ちなみに、Papersは30日のお試し期間があり、その後は個人だと1ヶ月5ドルだそうです。学生さんだと3ドル。

　本書の目的はZoteroの優越性をアピールすることではなく、あくまでもZoteroの紹介をすることなのですが、それでも野次馬根性でちょっと調べてみました。あくまで小ネタ、ということで……

YouTubeに、EndNote、Mendeley、Zoteroすべてを併用しているという猛者の動画が上がっています。この方によれば一番いいのはMendeley。PDFを貯蔵したり使ったりするのが利点だそうです。EndNoteは動きが重たいなー、というのがぼくのEndNote離れの原因だったのですが、この動画によるとEndNoteのスピードには言及がなかったので今は遅くはないのでしょう（当時のぼくのコンピュータのスペックがポンコツだったのかもしれません）。ただし、EndNoteは値段が高いのが欠点だ、と指摘されています。

**Comparing EndNote, Mendeley, and Zotero. 2020.** Available at：
https://www.youtube.com/watch?v=KCqKW51vtKQ.
閲覧日2024年3月15日

他にもZoteroとMendeleyを比較した動画などたくさんあるので、興味がある人は見てみるとよいでしょう。例えばこれ。

**Zotero vs. Mendeley. 2017.** Available at：
https://www.youtube.com/watch?v=2HnOKMmv5x4.
閲覧日2024年3月15日

2018年にEndNote、Mendeley、Refworks、Zoteroを比較した論文があります。これは図書館の職員たちが執筆した論文で、そういう意味でも興味深いです。

> Ivey C, Crum J. Choosing the Right Citation Management Tool：Endnote, Mendeley, Refworks, or Zotero. J Med Libr Assoc **2018**;106:399-403.

　これによると、まずEndNoteは前述の通り、有料なのが特徴です。あと、Refworksはウェブベースの文献管理ツールで、そこが他のものとは大きな違いです。細かい違いは多々あるものの、本質的にはどれも機能は似通っているようにぼくには思えました（どうせ、「現時点」の問題点はどこだって将来克服しようとするでしょうし）。これはあくまで、ぼくのようなユーザ目線のコメントかもしれません。例えば、Zoteroは4つのなかで唯一のオープンソースのツールで、GitHubにソースコードが公表されているとのことですが、ぼくにはZoteroのなにかを開発する能力はありません（笑）。
　ただ、この論文ではZoteroが一番使うのが簡単で、ビブリオグラフィーが正確、とのことでした。

　あと、ZoteroとMendeleyのユーザの特性を比較した論文があります。

> Chen P-Y, Hayes E, Larivière V, Sugimoto CR. Social reference managers and their users：A survey of demographics and ideologies. PLoS One **2018**;13:e0198033.

　2016年に電子メールやTwitter（現・X）などを活用して行ったアンケート調査です。

これによると、Mendeleyのユーザの方がより若く、ジェンダーのバランスが取れているとのことでした。平均年齢はMendeleyが36.28歳、Zoteroが38.31歳です。Zoteroユーザは66％が男性でした。これは、Zoteroが発表されたのがMendeleyのそれより2年早かったためかもしれません。あと、Zoteroのほうがユーザである期間は長く、使い始めてからずっとこれを使っている人が多いとのことでした（ぼくもそうです）。

　あと、Mendeleyは2013年にElsevierに買収されたものの、今も基本的には無料のツールです。Mendeleyユーザ数は250万人、Zoteroのそれは2011年の時点で62万人ですが、現在の正確なユーザ数は不明とのことです。

　ま、あくまでも「情報」として。なお、Mendeleyについては日本語の解説書がすでに出ています。ご参照ください。ぼくも、本書作成時に参考のために読みました。Mendeleyはユーザに文献を提案してくれるMendeley suggestのような機能があるそうです。これってとても興味深いですが、まあ、Google ScholarやPubMedでも同様の機能はあるので、一応それでぼくは間に合わせています。

**文献管理ツールMendeley ガイドブック**｜坂東 慶太，齋藤 成達｜本｜通販｜Amazon. Available at：
https://www.amazon.co.jp/dp/4904307844/

　さて、ぼくの「情報管理」の話に戻ります。昔は紙の情報が多く、論文をコピーしてはScanSnapで取り込む「自炊」をしていました。が、これもいつのころからかやらなくなってしまいました。なんだかんだ

で、ウェブ上でPDFを入手できることがほとんどになり、そもそも論文を紙で読む習慣すら最近は減っています。論文を読むのはもっぱらパソコン上です。検索もしやすいし、なによりも大きくできるのがよいです、老眼ですから（笑）。

あと、このころ画期的だったのはパソコン内でファイルを検索できるSpotlightの機能でした。これは本当にゲームチェンジャーでした。

これまでは、パソコンの中であれ、外であれ、すべての物事には「整理整頓」が必要でした。どこになにがあるか分かっていないと、作業ができなかったわけです。が、論文なんか典型的ですが、「分類」が難しいものもあるのです。A群溶連菌の壊死性筋膜炎のケースレポートは、「溶連菌」のファイルなのか、「壊死性筋膜炎」なのか、「ケースレポート」なのか。すべての分類は構造的、恣意的に決定できるという、池田清彦かクロード・レヴィストロースみたいなことを言って、ぼくは嘆息しました。

が、Spotlightは分類を完全に不要にしました。要するに調べればいいんです。だから、論文は極端な話、「どっかに放り込んでおけばよい」わけで、分類する時間と、探す時間の両方が一気に短縮されました。コンピュータの検索機能のおかげで『「超」整理法』のメリットはゼロになった、と野口悠紀雄自身がどこかで言っていたように思います。

パソコン内ではSpotlight、ネット上でもGoogleがそのころから充実し、「分類」から「検索」の時代になりました。文献ソフトも同様で、ぶっちゃけ、Zoteroでも全部My Libraryにぶち込んどけばいいんです。ぼくは今でも暫定的にフォルダを作っていますが、これはどちらかというと「プロジェクト」別です。ある症例報告を書きたいときは、その関連した論文を入れるフォルダを作り、別の本を書くときはその専用のフォルダを作ります。フォルダを見返せば、「ああ、あのときこういう論文を書いていたなあ」という思い出も残りますしね（笑）。

## 論文の検索方法

　さて、ここで論文の検索方法について説明しておきましょう。詳しい方はこの項はすっ飛ばしていただいてかまいません。

　先に述べたように、ぼくは、かつてはPubMedとGoogle Scholarを併用する方法をとっていました。場合によってはEmbaseという有料のサービスも使っていました。これはとくにシステマティック・レビューといって大量の論文を検索、閲覧するときに必要でした。

## 探す方法

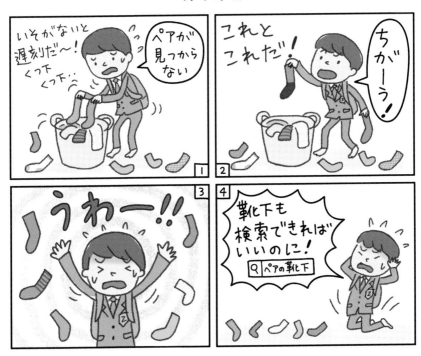

ただ、Embaseはやたら高いし、そのわりに多くの論文はMEDLINE/PubMedでも収載されているので、実際の診療に使うのは効率がよくないと思います。

あと、日本の雑誌だと医中誌が便利ですね。

PubMedでは先述した（9ページ）Best matchがとても便利です。また、臨床系の論文を探すならば、Clinical Queriesが有用です。

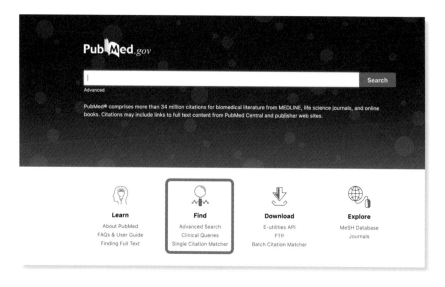

ここを押すと、治療、診断、病因、予後、予測（Clinical prediction）のカテゴリーごとに臨床的な論文を探せます。特に役に立つのは診断と治療ですね。例えば、なんとか病の治療に関するエビデンスを探すときなんかはとても便利です。主だった研究を探すなら、Scope を Narrowに、徹底的に調べたいなら Broad にして調べます。今なら、COVID-19に特化した研究も検索できます。

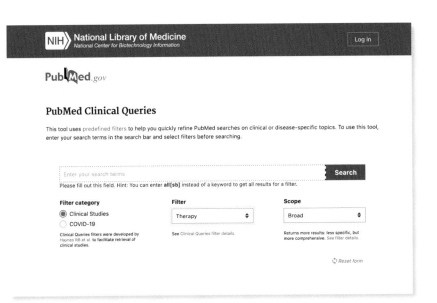

\おすすめポイント/

「検索」の利点を活かすために
Zoteroで一括管理しよう！

# 4

# アプリをもっと
# 上手に使おう

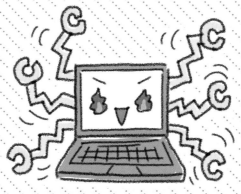

# Zoteroの小技

　まあ、役に立つかは分からないけれど、「こんなこともできるの?」
という小技をここで紹介しましょう。

## タイムライン

　論文のタイムラインを作れます。例えば、brachyspiraという細菌の
フォルダがあります。

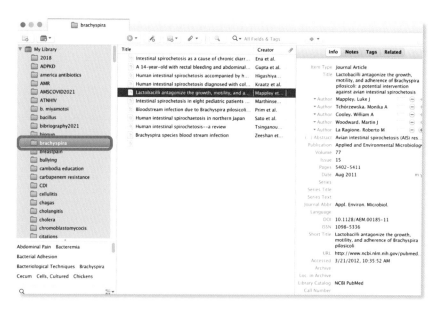

　Tool > Create Timeline を選ぶと、論文発表のタイムラインが完成し
ます。講演とかで使えるかもしれませんね。

JCOPY 498-10922

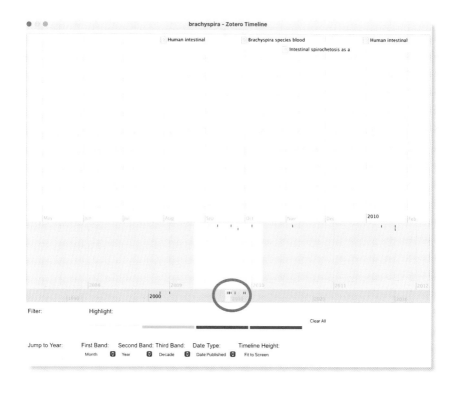

　赤丸のところをスライドさせると、時期がどんどんずれていって、その間の論文を探せます。黒い縦線が文献（など）を示し、例えばここだと2009年8月から10月くらいまでの時期が選択されています。

　こないだ、カンボジアの医学医療の本を書いたのですが、これとかは大量の文献を使ったので、こんな感じになります。

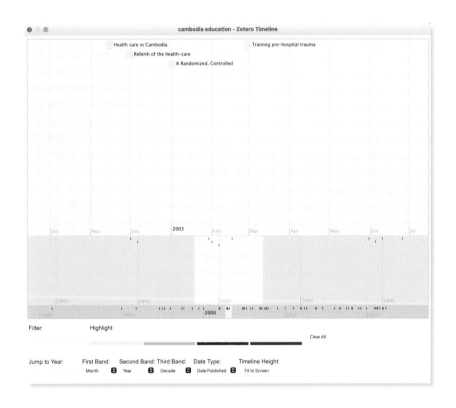

## 日本語文献の問題

　日本語の論文を扱うときは、Zoteroはやや不便です。例えば、著者名がうまく表示できないなどがあります。こんな感じに、姓名が逆転したりします。

> 健太郎岩田，善令野口，朝子土井，隆西本．インフルエンザ診療における意思決定モデルの開発現象と治療に立脚した診断方針の試案．日本東洋医学雑誌．2013;64(5):289-302.

医中誌から取り込むと、文字化けすることもあるようです。

**Zotero に医中誌データをインポートすると文字化けする問題** Dr.KINOKOYA Laboratory since 2004 ［Internet］．［cited 2022 Dec 16］．
Available from：
http://cj01.blog95.fc2.com/blog-entry-1349.html

　このブログでは、いったん、Zotero に入れてから Mendeley に移せばいいという解決策を提案しています。
　ぼくはほとんどの医学論文は英語で書くのでそれほど苦労はしていないのですが、まあ、こういうところはちょっと問題ですね。

## 取り込みの問題
　原因ははっきり分からないのですが、ときどき取り込めない情報もあります。例えば、アマゾンの書籍情報はたいてい取り込めるのですが、先に紹介した「ナラティブと……」は取り込めません。メタデータがある本とない本があるのでしょうか。

> 健太郎岩田．オランダには何故 MRSA がいないのか？ 中外医学社；2008.

　↑は取り込めます［名前逆だけど（笑）］。

こっちは取り込めない。

https://amzn.asia/d/ahQayjX

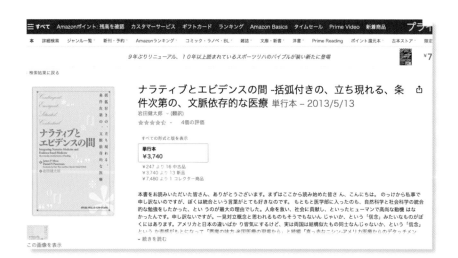

＼ おすすめポイント ／

今後のアップデートも期待しながら
アプリのクセを把握して利用しよう！

JCOPY 498-10922

# Zoteroの使い方を拡げる

## RStudio、R Markdownそして Zotero

ぼくは、著書の多くはテキストエディタ（現在は、回り回ってiText Proを使っています）、論文はWordを使うことが多いです。かつては無料のOpenOfficeやMacについてくるPagesとかも試してみましたが、結局投稿先でWordファイルを求められるので、なんだかんだでWordのほうが楽だなー、と思い、こちらに戻ってしまっています。

昔は、MacのOfficeはあれこれ不都合があって使いにくいこともありましたが、現在はだいぶ使いやすくなりましたし、コンピュータの性能が抜群に良くなって「重たい、止まる、虹が回る（Mac使いしかわかりませんね）」ことも減りました。

そういう意味では、テキストエディタでなければいけない必然性（軽い、速い）も相対的に目減りしている昨今です。

そういえば、昔は工学部の先生とかに勧められてLaTeXとかも試してみましたが、なんだかんだ面倒くさいのと、医学系のジャーナルでLaTeXで投稿するところが案外少ないので、結局挫折しました。うまくいくことよりも、挫折のほうが多いイワタの人生です（まじで。そういえば、Linuxのパソコンも北京にいたときに挑戦したけど、長続きしなかったなー。すぐにMacに乗り換えてしまった……）。

統計解析は、学生時代はMacのStatView（懐かしー）、米国で研修医時代はCDCが使っていたEpi Infoを使っていて、その後STATAをしばらく使った後、現在はもっぱらR（RStudio）を使っています。

ところが、風のうわさで、論文をMarkdownで書く技が存在する、

と聞きました。

　Markdown は Wikipedia 情報によると、「文書を記述するための軽量マークアップ言語のひとつ」であり、「プレーンテキスト形式で手軽に書いた文書から HTML を生成するために開発されたもの」だそうです。HTML（ハイパーテキスト・マークアップ・ランゲージ）はウェブサイトを作るときに必要な言語です。昔はインターネットのホームページとか作るときは、HTML の勉強が必須でした。

　軽量マークアップ言語とは、これも Wikipedia 情報ですが、「人間がシンプルなテキストエディタを使っての入力が容易になるように設計さ

## マークアップ

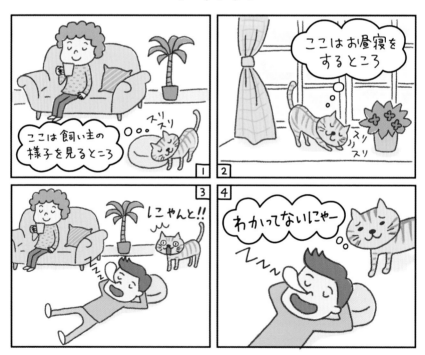

れた、簡潔な文法を持つマークアップ言語である」とあります。ま、マークアップ言語って何よ、となるのですが、これは「組版指定に使われる言語」なのだそうです。Markupとは、英語圏での出版業界で著者、編集者、印刷者の間で指示を伝える方法のことだそうで、要するにフォントの種類や大きさ、位置、ルビなどの表示を指定するものです。まあ、ウェブサイトのHTMLなんかがまさにこれなわけで。マークアップ言語を書くためにマークダウンとは、なかなか洒落てますな。

　で、まあ、ようわからんのですが、とにかくこのMarkdownをRStudioに実装すると、論文が書ける（あと、パワポのプレゼン化もできるらしい）と聞いて、いつか試してみたいなー、と思っていたのですが、なんと、Zoteroも組み込めるらしいとネットで知ったので、せっかくなのでやってみることにしました。以下は、RStudioもそんなに詳しくないし、R Markdownに至っては今回始めて試してみましたー、なイワタの「体験記」です。なので、解説とかは微妙に間違ってたり、勘違いしてる可能性もありますが、そこはご容赦ください。

　結論から言えば、この「体験」はなかなか楽しかったので、ぜひ次の論文を書くときはR Markdownでトライしてみたいと思いました。もっとも、Wordのアウトプットまでには、あれやこれやの紆余曲折のせいで2日間、かかっちまいましたけど（笑）。

　ちなみに、Markdownを使ってプレゼン資料を作るアプリもあります。

**Presenter**
https://ia.net/presenter

　これからはAIを活用したプレゼン作成も行われるようになるでしょう。時代はどんどん変化しています。

　RStudioはRというプログラミング言語を気持ちよく使うためのアプリです。ぼくはMac版を使っていますが、Windows版やLinux版もあります。RやRStudioについてはよい教科書やウェブサイトが山のようにあるので、そちらを参照してください。以下は、R、RStudioをインストールし、基本的な使い方が分かっている方に向けて書いています。読んでてもしチンプンカンプンだったら、最初にRStudioの使い方を学んでください（まあ、実際、手を動かして使ってみるのが一番です）。

　Zoteroの実装は以下を参考にしました。

**Rstudio 1.4でZoteroを利用する shoei05.** [Internet]．shoei05. 2021 [cited 2022 Dec 15]．Available from : https://plaza.umin. ac.jp/shoei05/index.php/2021/01/25/816/

　まず、RStudioのコンソールからrticlesというパッケージをダウンロードします。

```
install.packages("rticles")
```

これで、R Markdownを使った論文の雛形が入手できます。

　あと、これはあまり医学系ではやらないのですが、PDFファイルをいきなり作りたいときは、

```
install.packages("tinytex")
tinytex::install_tinytex()
```

で、いけます。あと、Wordファイルを作るのにpandocというパッケージも必要なのでインストールしましたが、これはあとになって、RStudioには最初から入っている、と教わりました。


次に、Zoteroの準備です。ウェブ上のZoteroにログインして、Home > Settings > Feeds/APIから Create new private key をクリックします。Zotero API KEYを取得するためです。 Save Key をクリックしてAPI KEYを入手したら控えておきます。

API KEYとは、APIサービスの提供事業者が独自に発行している認証情報です。APIはApplication Programming Interfaceの略だそうです。ま、認証情報やで、ってことが分かればいいのでしょう。

RStudioのToolからGlobal Optionsを選択します。R Markdownを選び、Citationsに移動します。Zotero LibraryからWebを選択し、API keyをコピペして、 verify key を押します。

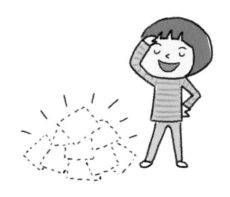

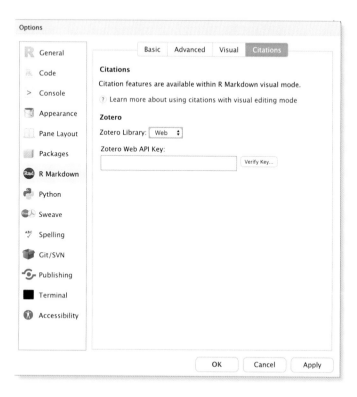

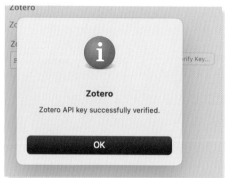

うまくいきました。

さて、RStudioでNew Projectを作ります。ここではzoterotestとしてみました。

で、「File」からNew File ＞ R Markdownを選びます。すると、New R Markdownというのが出てきます。From Templateから自分が投稿したいジャーナルのフォーマットを探します（このフォーマットを得るためにrticlesをインストールしたのでした）。

ここではお試しということで、PLOS journalを選んでみました。

次に、真ん中の歯車からvisual markdown editorを選びます。Windows版とかだと操作が若干違うようです。これ、最初は読み込みにめっちゃ時間かかります。

その後、下に本文を書き、文献を入れたいところで、Insert ＞ @Citationを選びます。すると、Zoteroから文献を検索して、挿入できます。

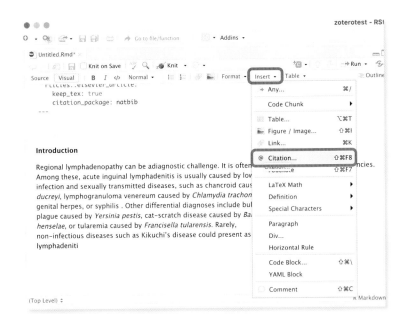

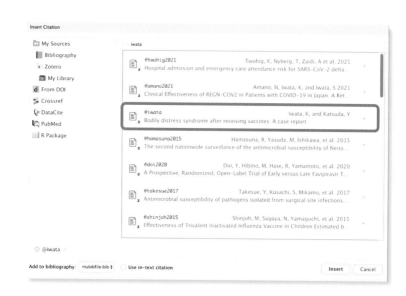

　ここでは、お試しなので適当な場所に自分の論文を入れていきます。そうすると、挿入部分に@iwata2015みたいなのが入ります。

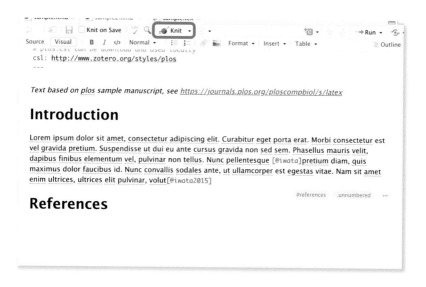

で、 Knit というボタンを押すと、キレイにフォーマットされたPDF
ファイルができます。Reference リストも自動的にできていますね。す
ごい！

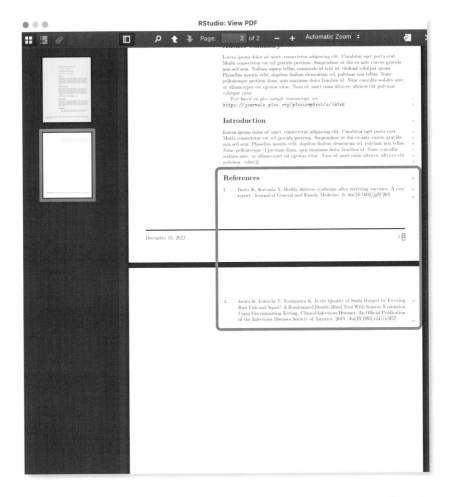

Outputをword documentに指定すると、Wordファイルもでき
ます。

Knitすると、こんな感じ。

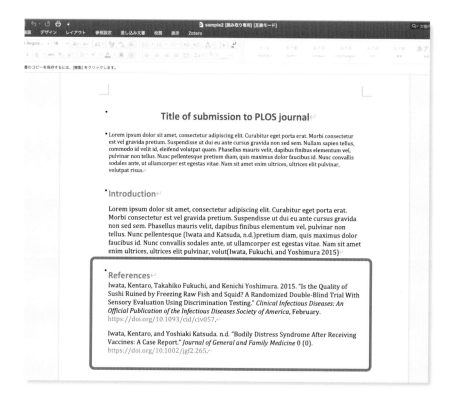

　というわけで、RStudioのR Markdownを使えば、すでに作られているテンプレートに必要な情報をぶち込み、citationでZoteroの文献を選ぶだけで、論文が完成してしまいます。RStudioはそもそも統計解析をするのが主戦場で、解析は当然できます。また、そこから図表もここで作れます。解析から論文執筆まで全部RStudio上でできる……そうです。まだやったことないけど。

　次に書く論文は、ぜひR Markdownからやってみよう……かな（正直、けっこう、面倒くさそう）。

## Zoteroについてさらに学びたい人のために

Zoteroを解説した書籍はほとんどありません（だから、本書を書いたのですが）、唯一参照できたのは、

Baker DC. The Zotero Solution：Knowledge Management for the Scholarly Researcher. Golden Channel Publishing；2020.

でした。

あとは、ネットで解説ブログを探したり、YouTubeの動画解説を見たりしてつまみ食いしながら学んでいくしかありません。日本語だけでは解決できないトラブルとかもあるのですが、そういう場合は英語で探すとだいたい、見つかります。Zoteroホームページから、Forumsに入ればたくさんのＱ＆Ａが出ていますし、自分で質問もできます。

＼ おすすめポイント ／

RStudioにR Markdownを実装して
雑誌のフォーマットを読み込み、
Zoteroで文献を選択すれば、
体裁の整った論文が書けるかも!?

# あとがき

　とにかく、ニッチなところを攻めていくのが好きです。

　本を書くときも、論文を書くときも、「人がやっていないこと」をやるのが大事だと思っています。

　もちろん、書籍にしても論文にしても「人がやっていること」をやってはいけない、というのは常識に属することだとは思います。しかし、現実世界はそうではありません。ヒット作が出れば、必ず「二匹目のドジョウ」を狙ったエピゴーネンが作られます。素晴らしい論文が発表されれば、山中伸弥先生が言うところの「阿倍野の犬」的な模倣作が必ず出されます。

　もちろん、我々はみんな「巨人の肩」に乗っているわけですから、完全にゼロから作り上げたオリジナル、なんてものはほぼ存在しません。だれかが構築した研究手法を真似て、だれかが発見した事象を活用し、先行研究を読み尽くしたあとで、「something new」を模索します。そうなんですけど、そこにはやはり「誰もがやってなかった、アレ」を見出したいのです。「それ、もう誰かがやってるよ」ではなく。

　Zoteroについても同様です。日本語のよい教科書がありませんでした。だから、自分で書いてみようと思ったのです。コンピュータ・サイエンスが専門でもないぼくがこんな専門外の本を書くのも、アレなのですが、自分が勉強してまとめたものを本にした、ということでご容赦いただけたらと思います。業界の専門用語の使い方とか間違ってる可能性もあるのですが（高いのですが）、とにかく本書を読んでZoteroが使えるようになった、使いやすくなった、という人が出てくれればそれでよしってことで……お願いします。

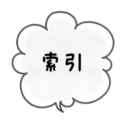
索引

手軽で便利な文献整理

Zoteroのすすめ　　　　　　　　　　　　　　ⓒ

発　行　2024年4月20日　1版1刷

著　者　岩田健太郎

発行者　株式会社　中外医学社
　　　　代表取締役　青木　滋

　　　　〒162-0805　東京都新宿区矢来町62
　　　　電　　話　（03）3268-2701（代）
　　　　振替口座　00190-1-98814番

作画／藤 美沖
制作／（株）ビーコムプラス
印刷・製本／横山印刷（株）　　　　　　　　　　〈HI〉
ISBN978-4-498-10922-3　　　　　　　　Printed in Japan